CHOLÉRA-MORBUS.

PAR

M. F. S***,

ANCIEN CAPITAINE REVENU DE RUSSIE, APRÈS

DIX ANNÉES D'EXIL.

PRIX : 1 fr. 5o cent.

PARIS.

CHEZ L'AUTEUR. RUE SAINT-ANNE, N. 36.

ET A LA LIBRAIRIE, RUE DES VIEUX AUGUSTINS, N. 35.

1832.

CHOLÉRA-MORBUS.

PAR UN ANCIEN CAPITAINE REVENU DE RUSSIE,

APRÈS DIX ANNÉES D'EXIL

IMPRIMERIE DE J. L. M. BÁLARY, rue des vieux Augustins, n. 35.

CHOLÉRA-MORBUS,

ou

RECUEIL DES REMÈDES,

au moyen desquels on a sauvé, il y a deux ans pendant son séjour à Moscou, l'Empereur de Russie, chez qui on avait aperçu les premiers symptômes de la maladie

ET

de ceux administrés par un individu à plus de deux cent soixante-dix personnes, qui ont toutes été sauvées.

SUIVI D'UN RÉGIME COMPLET,

où l'on indique des préservatifs dont l'efficacité a été reconnue à Saint - Pétersbourg par toutes les personnes, qui en ont fait usage.

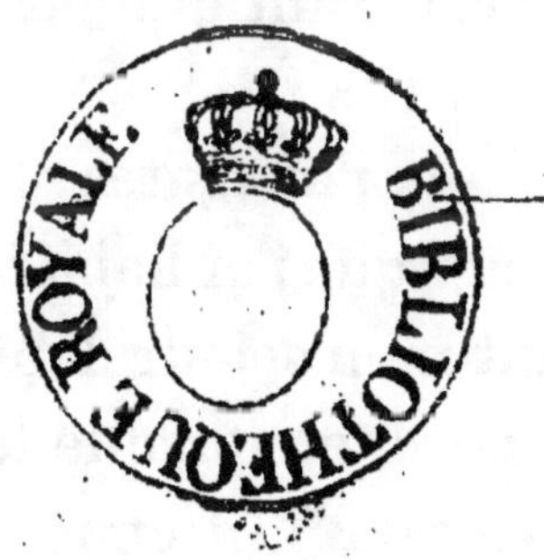

PARIS.

1832.

COMPATRIOTES !

COMPATRIOTES !

Après la campagne de 1815 et par suite des évènemens politiques, je fus contraint de chercher un refuge sur la terre étrangère; en expiation de mon zèle et de mon dévoûment patriotiques. Cependant je n'ai pas passé le temps de mon exil dans l'inaction; mais j'ai cherché à l'utiliser, autant que possible, dans l'intérêt de ma patrie.

Parmi les différens pays que j'ai visités, la Pologne et la Russie sont ceux que j'ai habités le plus long-temps. Pendant mon séjour dans cette dernière partie du nord et lorsque le Choléra-Morbus s'est montré pour la première fois à Moscou, je n'ai pas craint, quoique père de famille, d'exposer ma vie en me rendant dans cette ville, où il exerçait des ravages effrayans, qui sans doute auraient été moindres ; sans des mesures peu raisonnables de lapart de l'autorité locale et dont je parlerai plus bas.

Depuis, ce fléau a visité d'autres contrées, d'autres villes où le nombre des victimes a été plus ou moins considérable, selon la situation des lieux et les mesures sanitaires prises par les administrations. Ce sont surtout ces dernières qui ont répandu l'inquiétude et causé des troubles à Kœnisberg, Berlin et dans d'autres villes d'Allemagne. Ici la peur s'empare déjà de beaucoup de personnes, surtout des esprits faibles et augmente malheureusement au fur et à mesure que cette terrible maladie approche. Nous avons des nouvelles certaines qu'elle est en Angleterre et des journaux nous ont annoncé qu'elle est aussi sur les frontières de Bavière, à Livourne et en Hollande.

Dans des circonstances aussi pressantes, je crois de mon devoir de vous communiquer : d'abord les remèdes curatifs que je tiens d'un médecin de l'empereur de Russie ; ensuite ceux que j'ai vu administrer moi-même ; puis

des préservatifs dont on s'est servi dons beaucoup de grandes maisons que j'ai fréquentées
et dont j'ai suivi l'exemple. Je puis dire avec
certitude que, de toutes les personnes, qui en
ont fait usage, aucune n'a pas même été attaquée de ce fléau si redouté. Résultat extra-
ordinaire dont on n'a guère d'exemples jusqu'à présent.

Je n'entre dans aucune discussion scienti-
fique sur la *contagion* ou *non-contagion* de
cette maladie; j'abandonne cette question,
difficile à résoudre, aux médecins, qui, après
avoir fait tant de sacrifices, n'ont encore pu
donner aucun renseignement satisfaisant
sur son origine.

Au commencement de son apparition en
Russie, l'empereur désirant en connaître les
principes, offrit vingt cinq mille roubles à
celui, qui parviendrait à les découvrir; mais
jusqu'à présent aucun n'a obtenu ce prix
d'encouragement.

La chose principale, dans un moment où
les nouvelles, que nous recevons d'Angleterre
à ce sujet, sont peu rassurantes, étant d'in-
diquer au public des *préservatifs* et des *remèdes*

curatifs ; afin que chacun puisse prendre ses précautions, je me fais un devoir de porter à la connaissance de mes compatriotes, ceux qui ont été employés avec le plus de succès. Je le ferai sans emphase, en m'expliquant aussi clairement qu'il me sera possible.

Lorsque la maladie eut éclaté pour la première fois à Moscou, les riches seigneurs saisis de peur, quittèrent la ville pour aller habiter leurs maisons de campagne. Le départ des grands jeta la consternation parmi tous les habitans. Des bourgeois, des paysans voulurent imiter l'exemple des riches ; mais arrivés aux barrières de la ville, ils furent renvoyés par la police dans leurs habitations. On accusa le gouverneur militaire d'injustice et il s'en suivit des troubles. L'empereur ne fut pas plutôt instruit de ces désordres, qu'il se rendit sur les lieux, accompagné d'un de ses médecins. Les habitans de Moscou, voyant leur souverain exposer ainsi ses jours, par amour pour son peuple, rentrèrent aussitôt dans l'ordre. Le monarque ordonna quelques mesures sanitaires et visita l'hôpital, où se trouvaient les malades, dont le nombre était déjà assez considérable. Il y trouva tant d'ordre qu'en quittant il serra la main au médecin, pour lui témoigner sa reconnaissance. Une heure après cette visite, le médecin de l'empereur reçut un billet, dans lequel on lui annonçait la mort de celui de l'hôpital. Cependant il n'en communiqua rien à son auguste maître. Une demi-heure plus tard, ce fut avant le dîner, ce dernier sentit un malaise, des maux de tête et de cœur. Il dit au médecin de lui faire une saignée, mais celui-ci s'y refusa. Il ôta au malade les bottes et les bas, prit un morceau de flanelle, lui frictionna les pieds, qui étaient déjà tout glacés et y rappela ainsi la chaleur. Après cela on le mit dans un bain très chaud, qu'on avait préparé pendant la première opération, le souverain y fut à peine dix minutes, qu'un doux sommeil s'empara de lui, à la grande satisfaction du médecin; puis on le mit dans un lit bien bassiné, en le couvrant de manière à seconder la transpiration. Le malade après avoir ainsi dormi d'un profond sommeil pendant deux heures, se leva bienportant et dîna avec appétit.

Le choléra continua a faire des progrès; il fit surtout de grands ravages parmi la basse classe, qui se nourrit mal et boit de l'eau-de-vie avec excès. Les serfs d'un village entier que leur seigneur avait abandonnés à la grâce de Dieu, au lieu de leur faire porter des secours, ont tous péri; tandis que de ceux d'un village voisin appartenant à un autre, il n'en est pas mort un seul. Plus des deux tiers en ont été attaqués; mais ils ont tous été sauvés par le zèle d'un individu, qui a fait usage d'un remède aussi simple que peu coûteux. A cet effet il prit des fleurs et de la graine de foin, qui forment le dépôt sur les greniers, les fit infuser à l'eau bouillante, pour en former un cataplasme entre deux linges et en couvrit le malade, depuis l'estomac jusqu'au bas du ventre. Le malade doit être couché horizontalement et bien couvert dans un lit bien bassiné. Ces herbes en secondant la transpiration, qui ne doit cependant pas être forcée, communiquent aux intestins une chaleur douce et salutaire.

Les nombreux succès de ce remède ont dû faire une réputation à l'individu, qui avait

donné des preuves évidentes de leur efficacité,
par plus de cent cinquante guérisons, On le
fit donc venir à Moscou, où il sauva encore
cent vingt deux personnes en procédant de
la même manière. Les nobles et les négocians
de cette ville, pénétrés d'une profonde reconnaissance pour tant de zèle et de dévoûment,
lui firent don d'un vase en or et de cent
cinquante mille roubles, (environ cent
soixante mille francs.)

Actuellement que j'ai décrit, avec la plus
grande exactitude, le mode d'administration
de ces remèdes dans les deux cas ci-dessus,
qu'on peut nommer à juste titre, première
et seconde période de la maladie ; je dois due
un mot des préservatifs.

Les personnes qui ont habité pendant
quelque temps le nord de la Russie,
ne doivent pas ignorer qu'il y parait
presque chaque année des maladies plus ou
moins graves ; surtout à Saint-Pétersbourg.
Pendant dix années que j'ai vécu dans ces
contrées septentrionales, j'ai fait, d'après le
conseil de plusieurs médecins, usage d'une
liqueur que l'on prépare soi-même et dont

on a l'habitude de prendre un petit verre avant le dîner, même dans les maisons les plus distinguées. Je puis dire que je n'ai jamais eu l'estomac dérangé, ni éprouvé la moindre indisposition. Les médecins recommandent surtout, d'en prendre le matin, pendant les temps nébuleux et humides, aux personnes qui sont obligées de sortir pour vaquer à leurs affaires. Cette liqueur se compose de la manière suivante :

Prenez de l'herbe d'absynthe, otez-en les feuilles mortes, cassez-en les brins dont la moëlle est blanche, en petits morceaux, que vous mettrez avec les feuilles saines dans un vase; versez-y de l'eau bouillante; quelques minutes après, pressez le tout pour en faire découler l'eau; puis mettez ces herbes dans une bouteille avec un cou large, versez de bonne vielle eau-de-vie dessus, bouchez la bouteille; mais de manière à ce qu'il y ait un peu d'air, remuez votre liqueur le second jour; mais laissez-la ainsi reposer pendant quarante huit heures. La proportion est une bonne poignée d'herbes sur une bouteille d'eau-de-vie. De cette liqueur, ainsi préparée et qui sera très amère, vous prendrez tous les matins et chaque fois avant le diner un tout petit verre; mais pas d'avantage. Ceci pour les personnes qui ont l'habitude de faire usage de boissons fortes. Quant à celles qui n'en ont pas l'habitude, au lieu de se servir d'eau-de-vie, elles verseront de bon vin vieux blanc, sur les herbes, et dans la même proportion; mais en laissant reposer de tout pendant quatre jours. En faisant cette dernière infusion très amère, vous pourrez en prendre soit dans du malaga, soit dans du thé; ou même sur un morceau de sucre. Ces liqueurs sont vraiment anti-contagieuses, on peut dire anti-cholériques; car de toutes les personnes que je connais et qui en font un usage régulier et modéré, pas une seule n'a été attaquée de la maladie dont nous parlons. Il suffit de s'en servir pendant peu de temps, pour se convaincre de leur effet. Il est surtout à recommander aux personnes, qui ont l'habitude de prendre de l'eau-de-vie, d'y renoncer tout-à-fait et de faire un usage très modéré de celle en question. L'air de Paris n'étant pas plus sain que celui de Saint-Pétersbourg, on peut sans inconvénient, faire usage de ces deux espèces de liqueurs, en tout temps et en toute saison.

Je passe donc maintenant au régime en général :

1º Il est d'abord essentiel que les personnes, qui depuis un certain temps ne se sont pas purgées, le fassent avant que la maladie ne paraisse ici.

2. Observez la plus grande propreté dans tous les lieux environnant votre habitation ; ainsi que dans vos appartemens, quil faut parfumer et aérer souvent, quand l'air du dehors est sec ; mais quand le temps est nébuleux ou l'air humide, vous vous contenterez du changement d'air, qui s'opère moyennant la cheminée, en ayant recours aux fumigations seulement. Les meilleures sont les suivantes : Mettez de la menthe poivrée ou de la sauge dans un vase, faites chauffer du vinaigre ; quand il sera prêt à bouillir, versez le sur vos herbes, couvrez le vase d'un linge en double et laissez le tout reposer. Quand vous voudrez parfumer, vous mettrez soit une brique, soit une pierre de pavé dans

le feu ; quant elle sera bien ardente, vous la mettrez sur une assiette ou un plat en y versant de votre infusion de vinaigre, jnsqu'à ce que l'odeur en sera bien répandue dans les appartemens. Vous pourrez faire cette opération deux à trois fois par jour, selon que vous sentirez la nécessité de purifier l'air. Cependant dans la chambre d'un malade il ne faudrait pas trop répandre de la vapeur par la fumigation.

3. Prenez des ognons, otez-en la première pélicule et posez-en dans chaque chambre, sur les armoires ou sécrétaires; ou suspendez-les à un fil. Elles attirent le mauvais air.

4. Ayez constamment les pieds secs et chauds, c'est un préservatif contre toutes les maladies; en conséquence portez des bas de laine, qui couvrent même le genou; de bonnes bottes ou souliers; afin que l'humidité n'y pénêtre pas.

5. Portez une ceinture de drap blanc ou de flanelle en double, qui couvre bien tout le bas-ventre depuis l'estomac et un bon gilet chaud, qui couvre de même l'estomac et la poitrine.

6. Changez souvent de linge et prenez au moins un bain par semaine. La propreté étant la première chose de toutes.

7. Mettez-vous très chaudement; car la maladie est souvent provoquée par un refroidissement.

8. Ayez soin de tenir la bouche bien propre, en vous la rinçant chaque fois en vous éveillant. On peut le faire avec du vin et de l'eau. N'oubliez pas de bien nettoyer la langue.

9. donnez-vous tous les jours du mouvement, sans vous fatiguer; mais ne sortez jamais sans prendre quelque chose de stomachique. Ici je recommande encore la liqueur dont j'ai parlé plus haut.

10. Si vous avez l'habitude de faire usage de boissons fortes, renoncez-y en prenant journellement de la liqueur à l'absynthe préparée par vous même, la portion indiquée plus haut. — Dans plus de trente maisons, que j'ai fréquentées, on a foit usage de ce remède et il n'y a pas eu un seul malade.

11. Ne buvez ni beaucoup d'eau pure, ni bière, mais un verre de bon vin vieux.

12. Les choses très salées, acides ou douces,

comme confitures, sont contraires à la santé; ainsi mangez peu de salade, peu de jambon, point de harengs, peu de fruits et peu de pâtisserie, elle est trop lourde pour l'estomac; peu de légumes. Peu de lait et de laitage. Une personne déjà âgée, de nation française, qui en avait fait sa principale nouriture, à été la première victime à Saint-Pétersbourg. Des alimens nourrissans et fortifians sont toujours préférables.

12. Soyez sobre en tout, et ne surchargez pas l'estomac; faites plutôt un repas de plus.

13. En général les excès de tout genre, ayant pour résultat de diminuer les forces du corps, on doit s'en abstenir, dans les circonstances actuelles, autant que possible et plus que jamais. Ceci surtout pour les jeunes gens et les personnes d'une constitution faible.

14. Si malgré toutes ces précautions, un individu sentait quelques symptômes de la maladie, comme : malaise, maux de tête et de cœur, abattement de corps en général, (1re période) faites le frictionner, au moyen d'un morceau de flanelle, surtout aux parties qui seraient froides; mettez-le dans un bain

chaud, dix minutes suffiront ; faites le coucher dans un lit bien bassiné ; en ayant soin de ne pas le refroidir ; couvrez le de manière à seconder la transpiration et donnez-lui une demi-tasse de thé de bonnes camomilles romaines, à la menthe poivrée ou au tilleul. Si le mal ne diminue pas, n'attendez pas qu'il ait augmenté ; mais ayez recours aux fleurs et graines de foin, en y procédant comme il a été expliqné plus haut et en faisant avaler au malade de tems en tems une petite portion de thé, dont il a été question ci-dessus.

15. Il ne faut jamais attendre, pour employer les herbes en cataplasme, que le mal ait passé à la seconde période, qui s'annonce par une grande soif, le hoquet, des maux d'estomac, une grande lassitude, des coliques, la diarrhée et des vomissemens.

La troisième période se déclare, par l'augmentation de la chaleur interne, de fortes crampes ; le malade devient bleu autour des yeux et de la bouche ; ordinairement les mains, les pieds et le bout de la langue deviennent froids.

16. Quand les douleurs d'entrailles et la

diarrhée sont très fortes et accompagnées de fréquens vomissemens, donnez au malade *vingt à vingt cinq gouttes de Laudanum*, dans une cuillerée d'eau, qui ne doit pas être trop froide.

17. Si le malade est bien traité dans la 1re. et 2e. période, il est presque impossible qu'il puisse atteindre la 3e.

Mais quelque soit le caractère que prendrait la maladie, si elle vient en France, vous pouvez être sûr, que si vous observez strictement toutes les mesures prescrites comme préservatifs, vons n'aurez jamais à craindre d'en être atteint. A cet effet je vous recommande surtout l'eau-de-vie ou le vin à l'absynthe, dont l'usage vous est déjà connu.

Le vin remplacera parfaitement l'eau-de-vie; surtout auprès des personnes d'une constitution faible.

Si vous désirez préparer, ponr vous rincer la bouche, une infusion, qui soit absolument anti-contagieuse prenez des racines de calmus, ou du réfort; coupez les en petits morceaux, versez de l'eau-de vie dessus; laissez le tout reposer, dans un lieu chaud, pendant huit jours et servez vous en de la manière connue.

Les personnes qui ont fait usage de ces trois derniers préservatifs, inapréciables contre le choléra, n'ont point été attaquées de cette terrible maladie ; ainsi si vous suivez ce régime exactement vous pourrez hardiment bannir loin de vous l'inquiétude et l'anxiété, qui sont aussi redoutables que le fléau même.

www.ingramcontent.com/pod-product-compliance
Lightning Source LLC
LaVergne TN
LVHW051134060726
842526LV00006B/2052